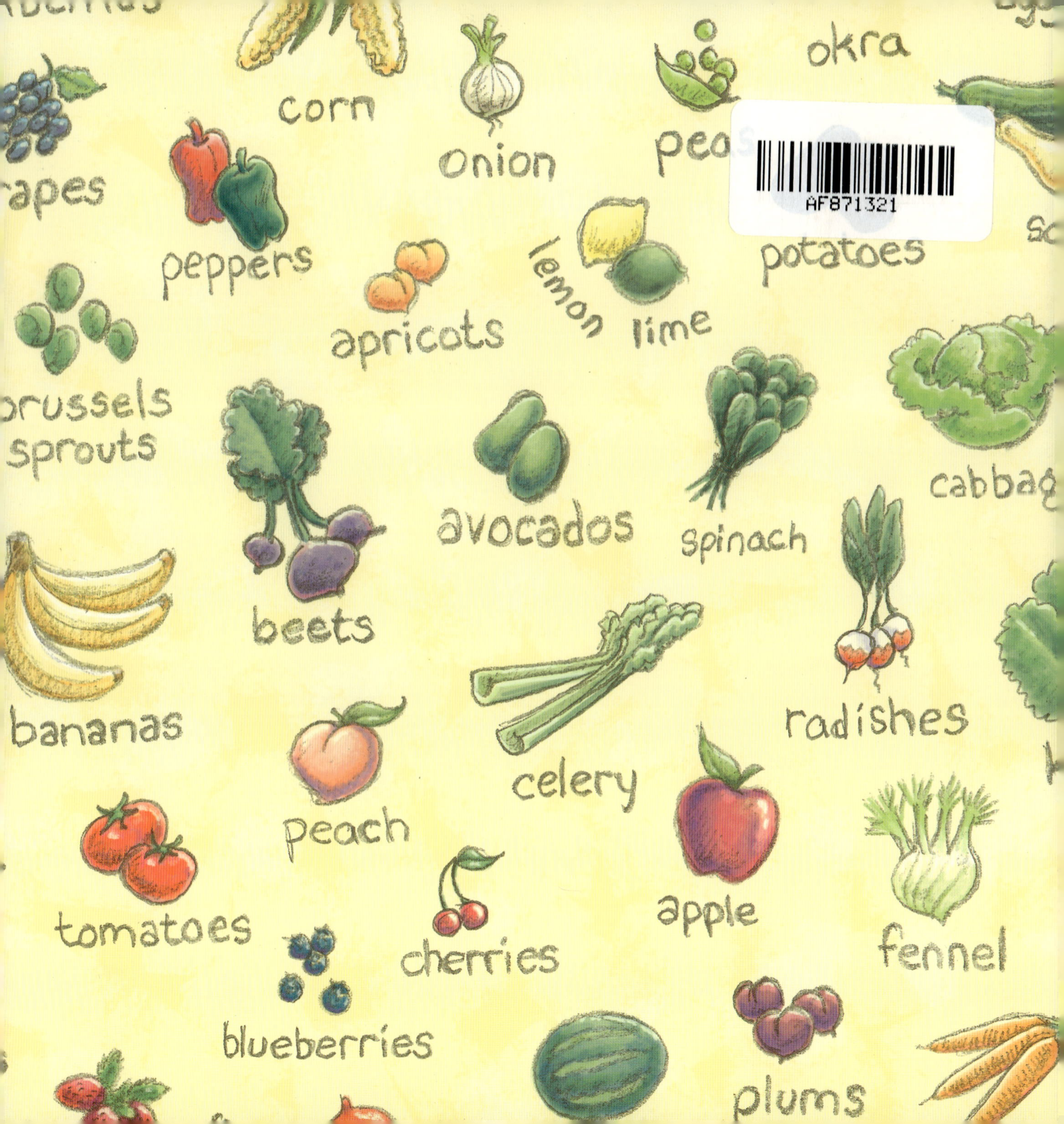
corn
onion
okra
peas
rapes
peppers
apricots
lemon
lime
potatoes
brussels
sprouts
avocados
spinach
cabbag
beets
bananas
celery
radishes
peach
tomatoes
apple
fennel
cherries
blueberries
plums

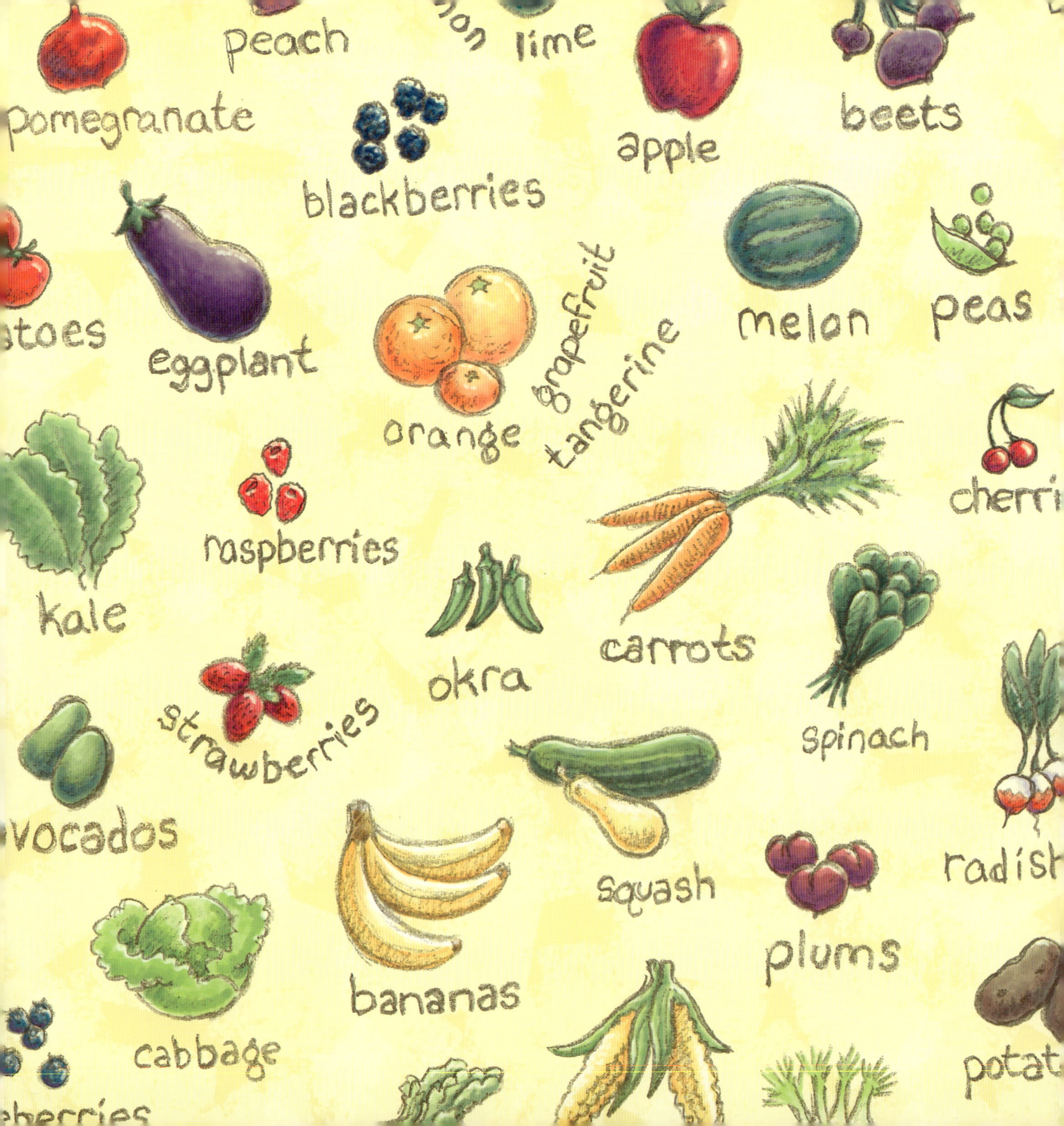
peach
lime
pomegranate
apple
beets
blackberries
melon
peas
atoes
eggplant
grapefruit
tangerine
orange
cherri
raspberries
kale
carrots
okra
spinach
strawberries
vocados
squash
radish
plums
bananas
cabbage
potat

Baby Maya at 12 months

Picnic in the Park

written and illustrated by

Elizabeth O. Dulemba

Manufactured in the United States of America
ISBN # 978-0-9860403-8-2
1st edition

Children's Healthcare of Atlanta
STRONG4LIFE
1600 Tullie Circle, NE
Atlanta, Georgia 30329

Project supported by funding from
PNC

Children's Healthcare of Atlanta launched Strong4Life℠ to help parents inspire their kids to eat right and get moving with easy, doable tips and advice from our doctors, nutritionists and wellness experts. Children's is proud to collaborate with PNC on this series of children's books, which were developed as educational tools for new parents to learn more about starting healthy habits early.

Visit Strong4Life.com for practical, helpful tips for getting your kids to eat right and move more at any age. For custom health tips for children ages zero to 18 months, visit choa.org/newparents.

Parent's Corner

Information below this box is for parents and caretakers, and will appear throughout the book. Parent's Corner content will provide tips to help you and your family adopt healthy habits.

Maya's mommy spread out a
blanket in the park.
"Picnic time!" she said.

Parent's Corner

Babies copy their parents to figure out how to do new things. Be sure to set a good example by eating lots of fruits and vegetables and drinking water instead of juice, soda or other sugary drinks.

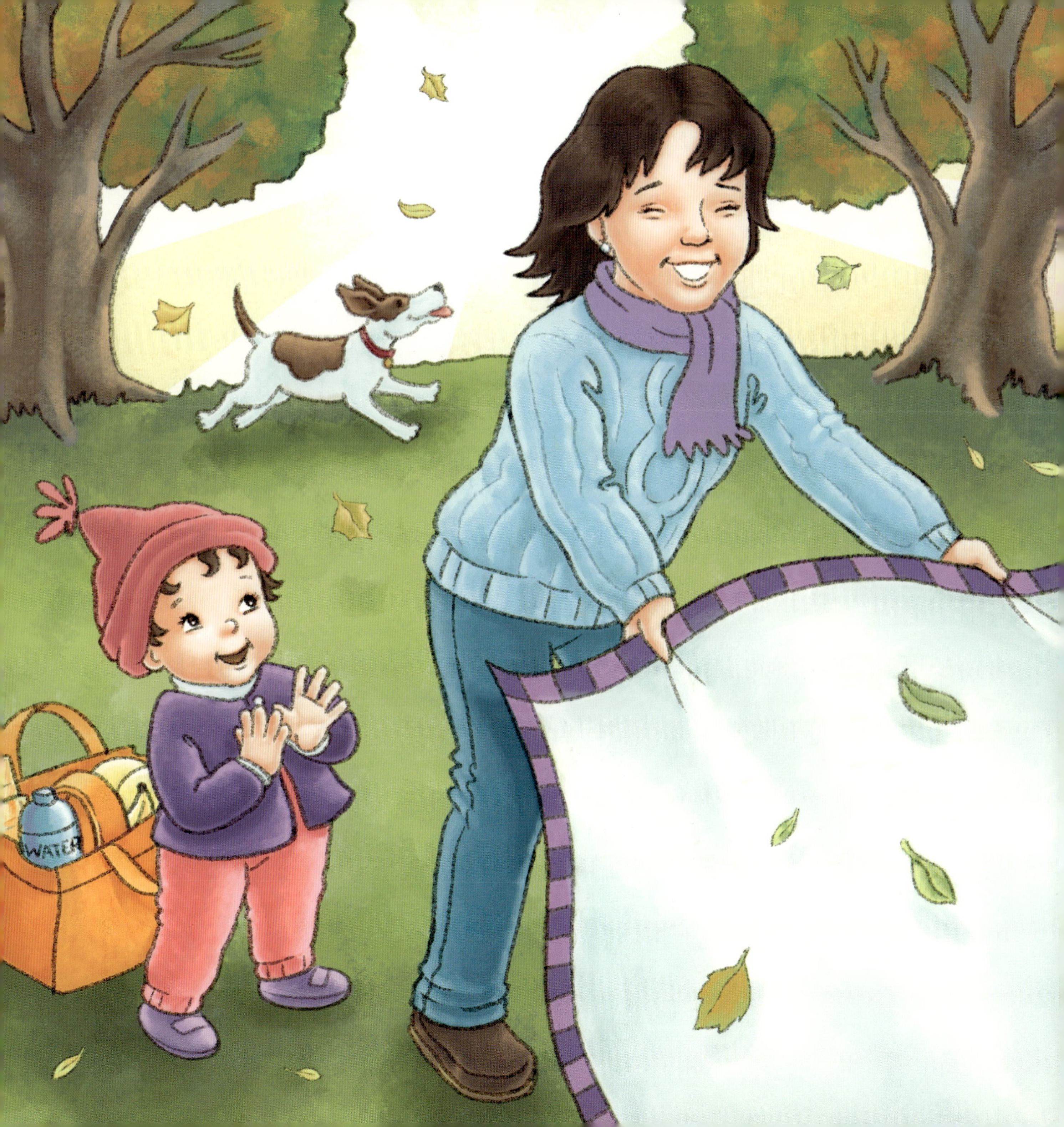
WATER

Bernie was so excited,
he jumped, he leaped, and he ran
in circles chasing his tail.
Maya did, too.

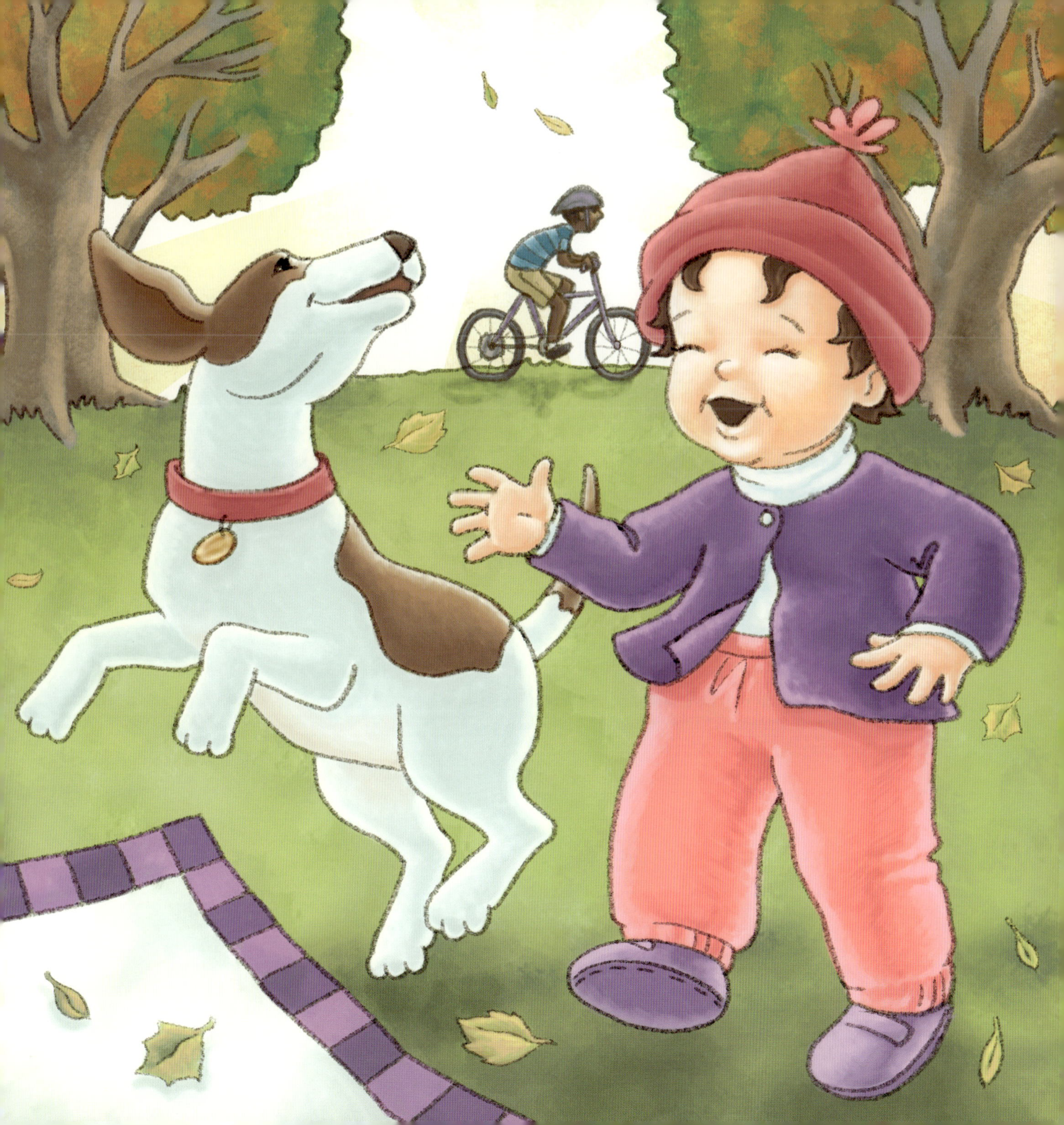

While Mommy set out fresh
fruits and vegetables for lunch,
Bernie rolled on his back
in the green grass.
Maya did, too.

Parent's Corner

Serve fruits and vegetables that little hands can manage easily.
Serve soft-cooked vegetables, such as carrots, squash and peas.
Serve easy-to-eat fruits, such as blueberries, sliced strawberries and bananas.

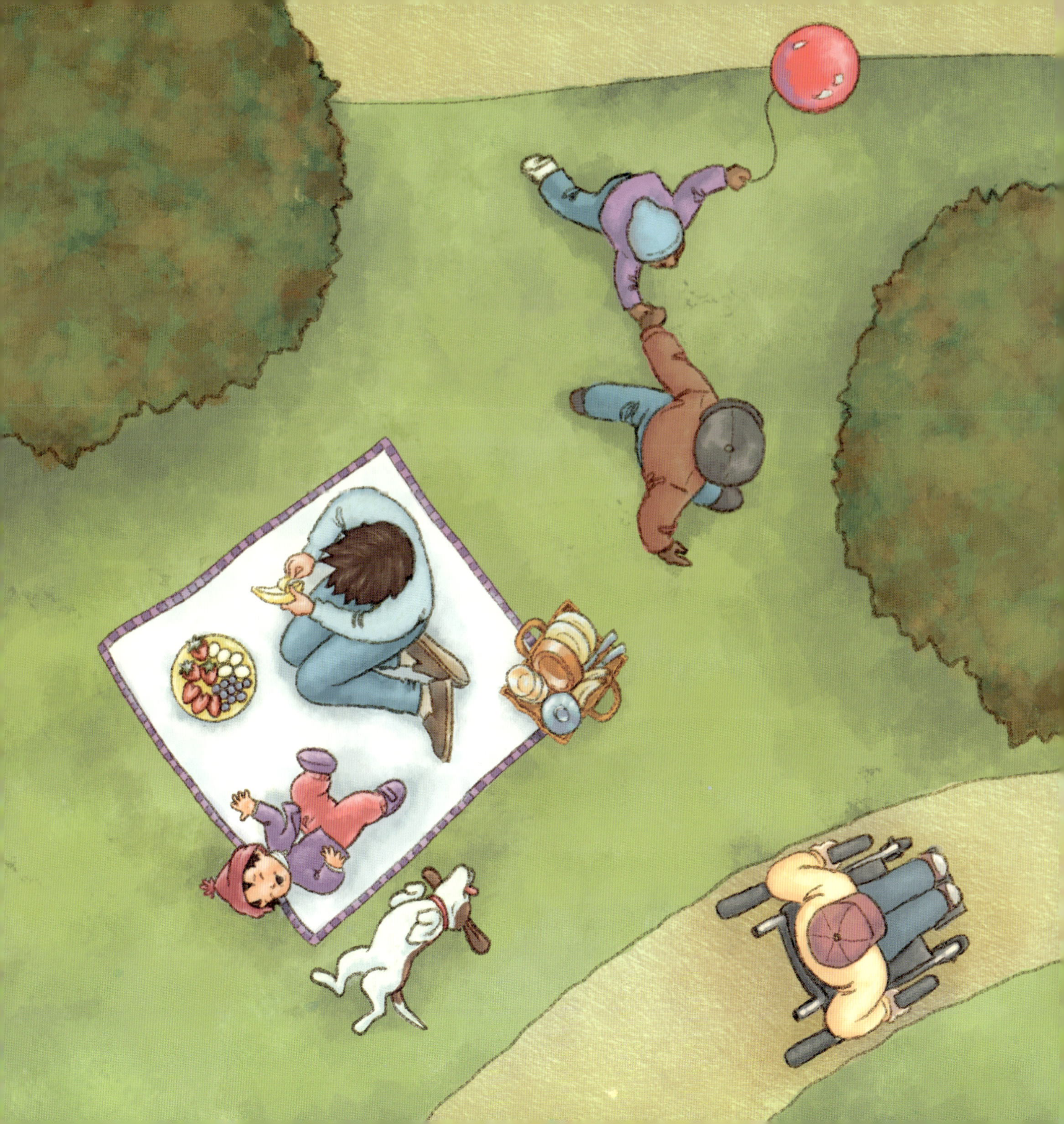

All that playing made Bernie thirsty.
So he slurp, slurp, slurped
from his water bowl.

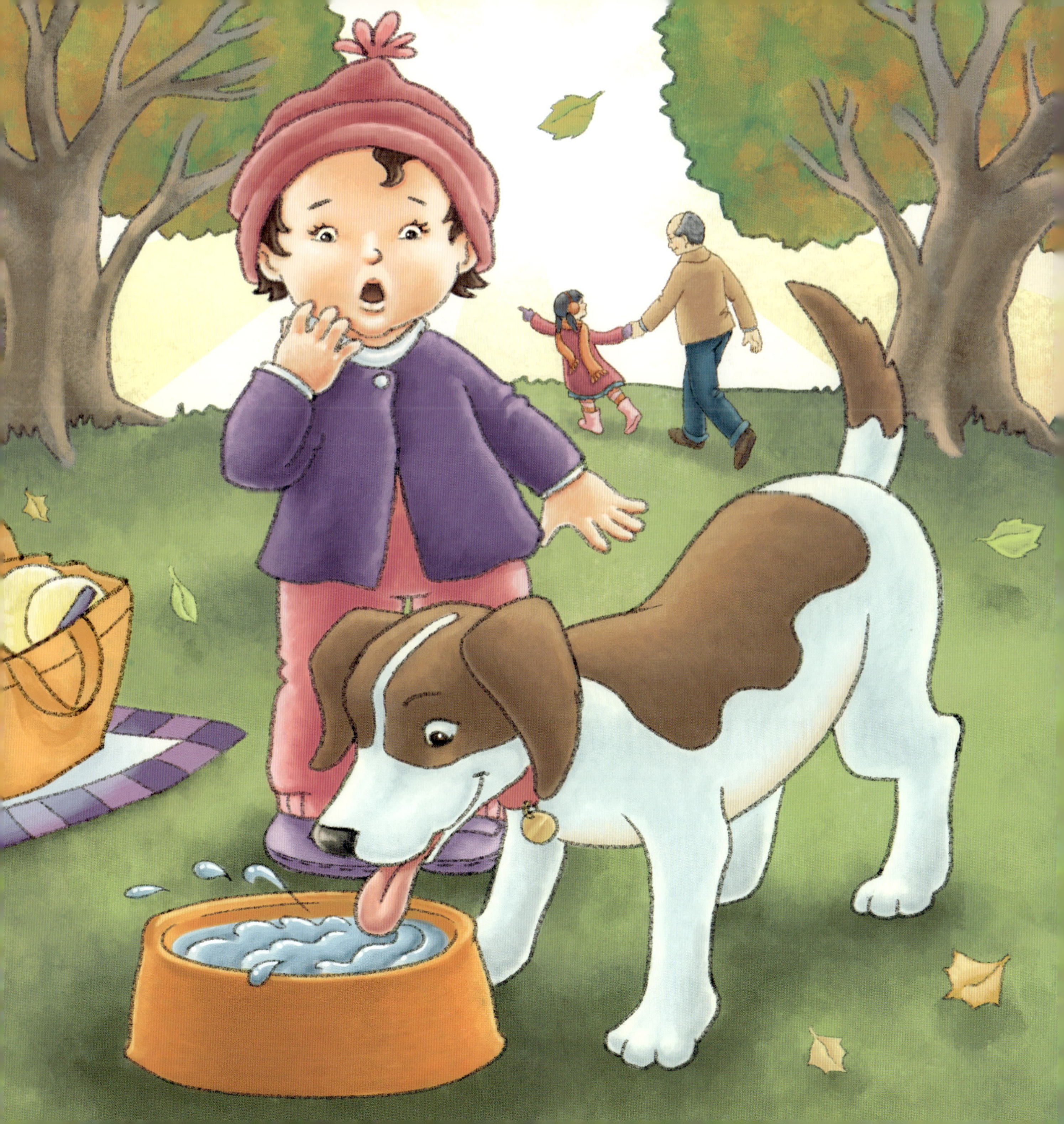

Maya almost did, too.
"Maya, stop!" her mommy said.

Parent's Corner

At 12 months, water should be a main source of hydration in addition to milk. Be sure to introduce your child to drinking water from a cup.

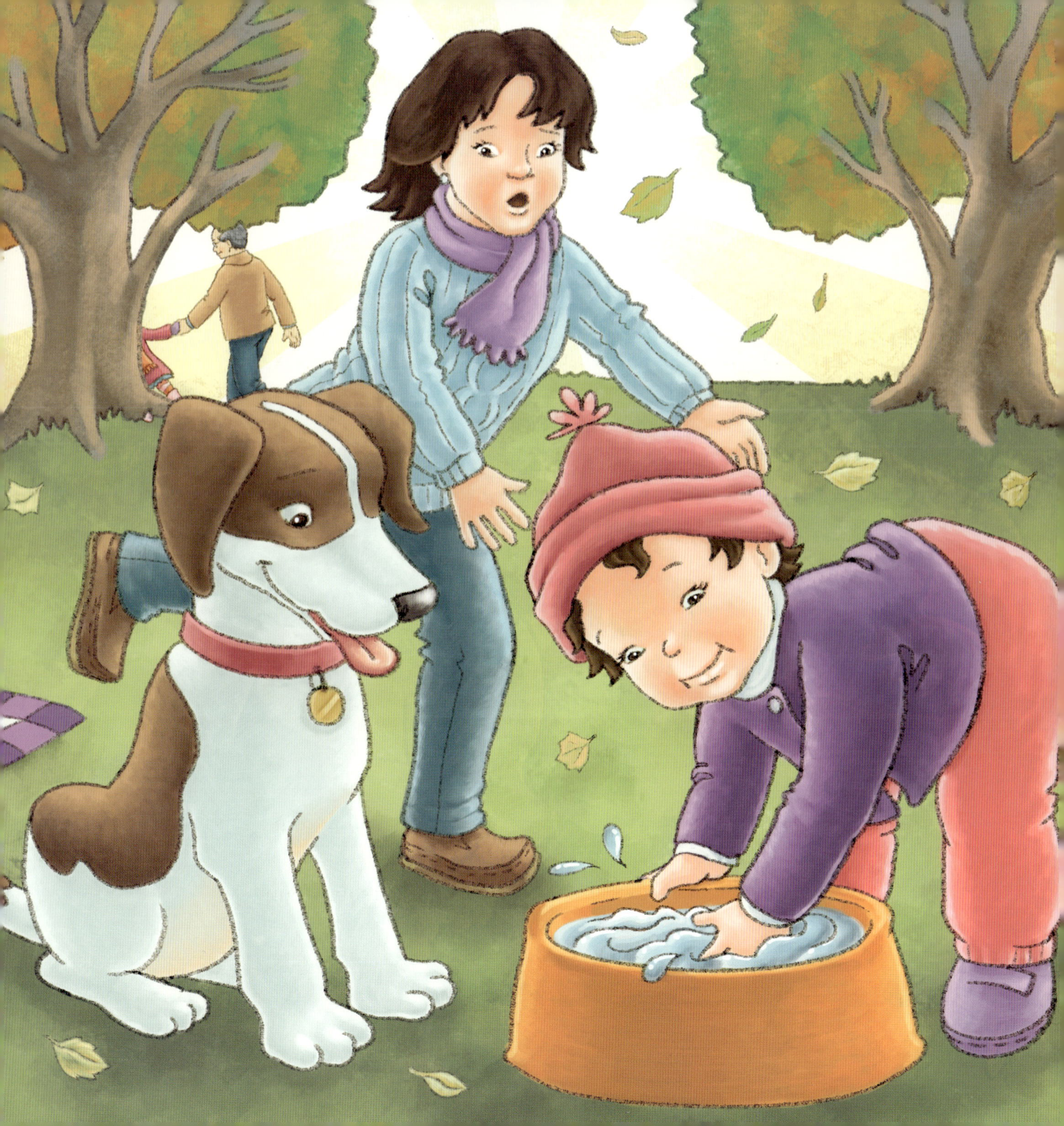

"Here's a cup for you."
"Wa-wa?" Maya asked.
"Of course! Water is best for
my growing puppies."

Parent's Corner

The best beverages for your child are water and milk, not fruit juice or sugary drinks. Water is naturally sugar free and best for satisfying thirst and hydrating the body. Milk provides nutrients needed for healthy development and growth.

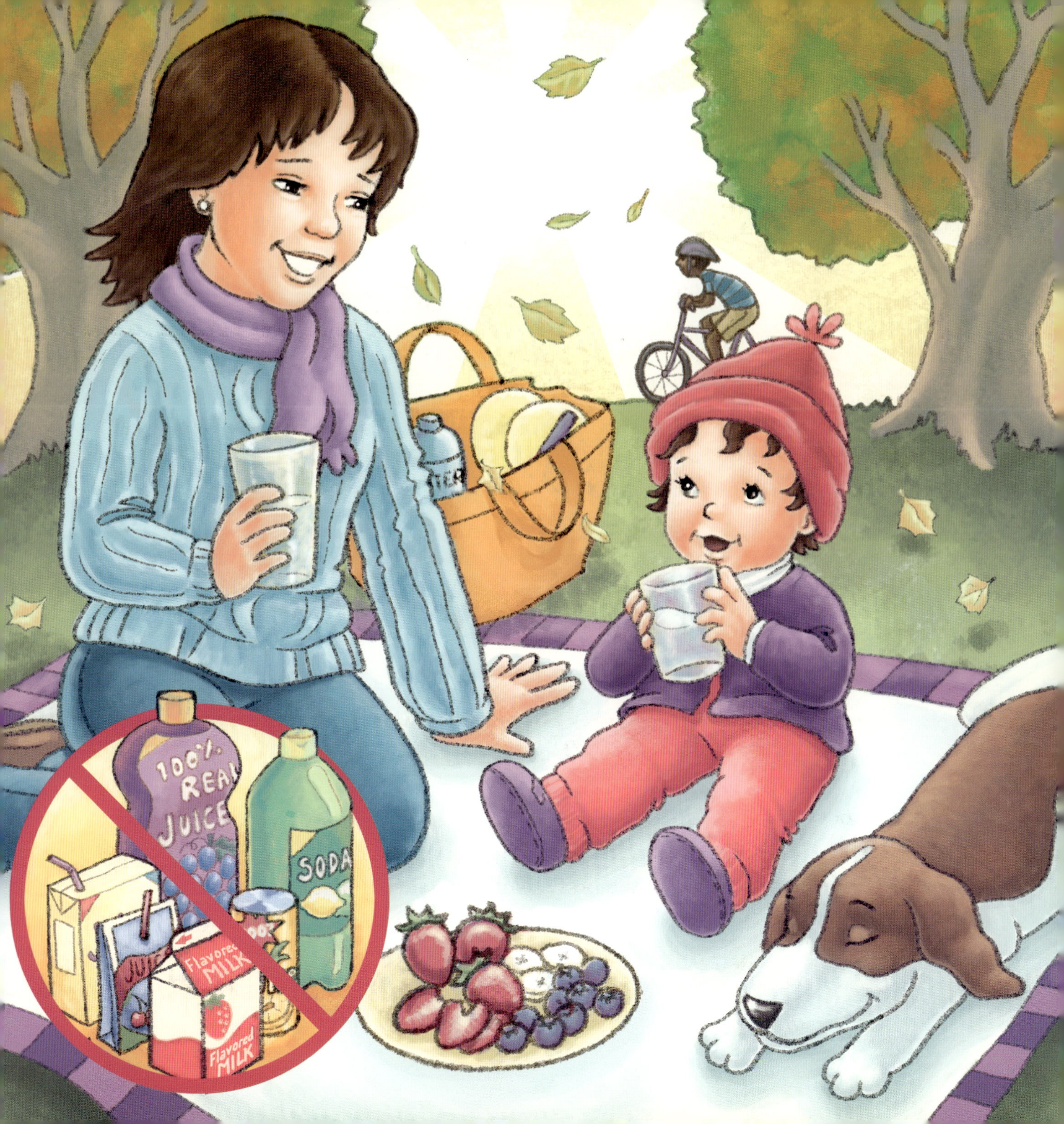
100% REAL JUICE
SODA
Flavored MILK
Flavored MILK

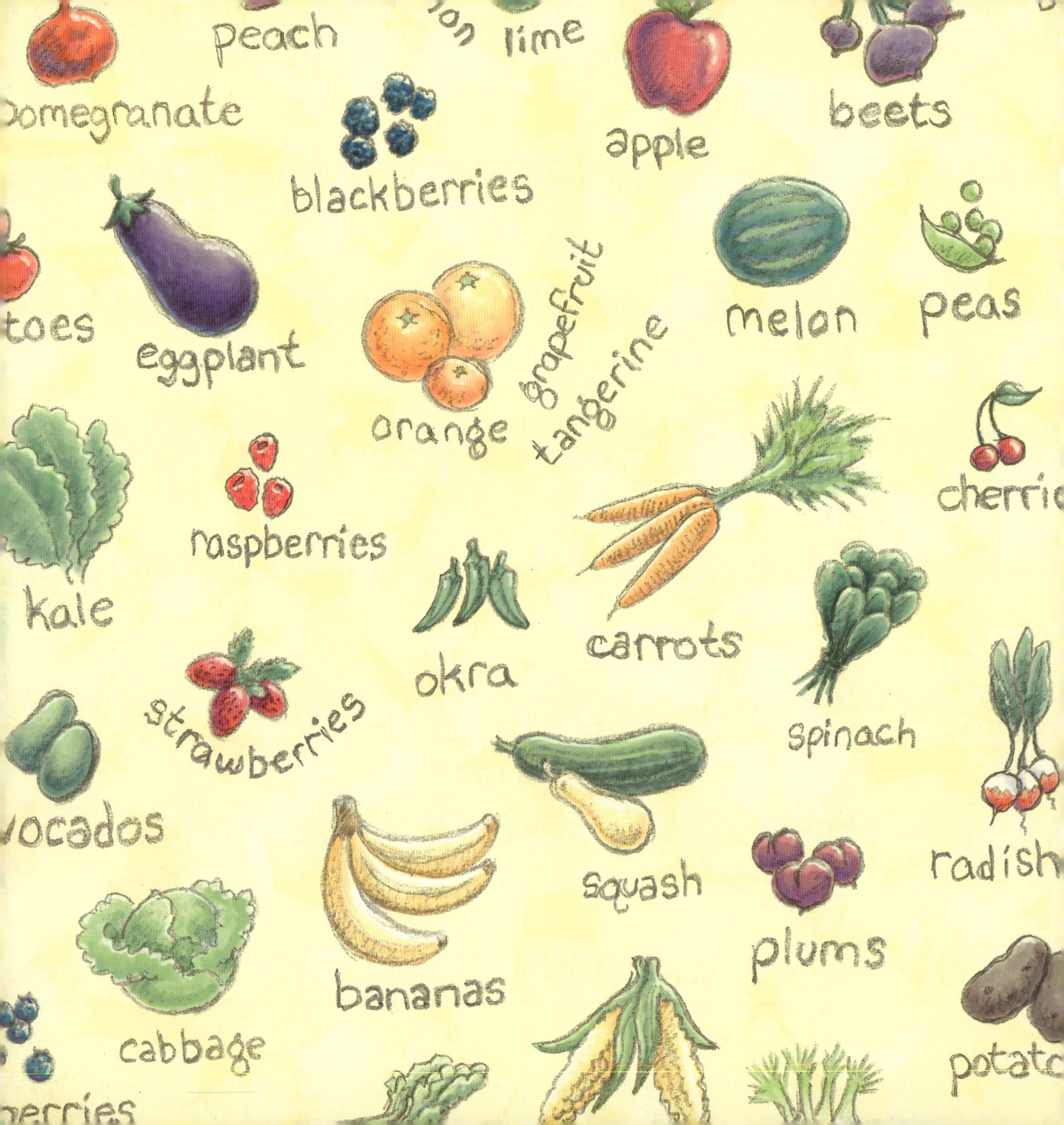
peach
lime
omegranate
blackberries
apple
beets
toes
eggplant
orange
grapefruit
tangerine
melon
peas
raspberries
kale
cherri
okra
carrots
strawberries
spinach
ocados
squash
radish
bananas
plums
cabbage
potato
erries

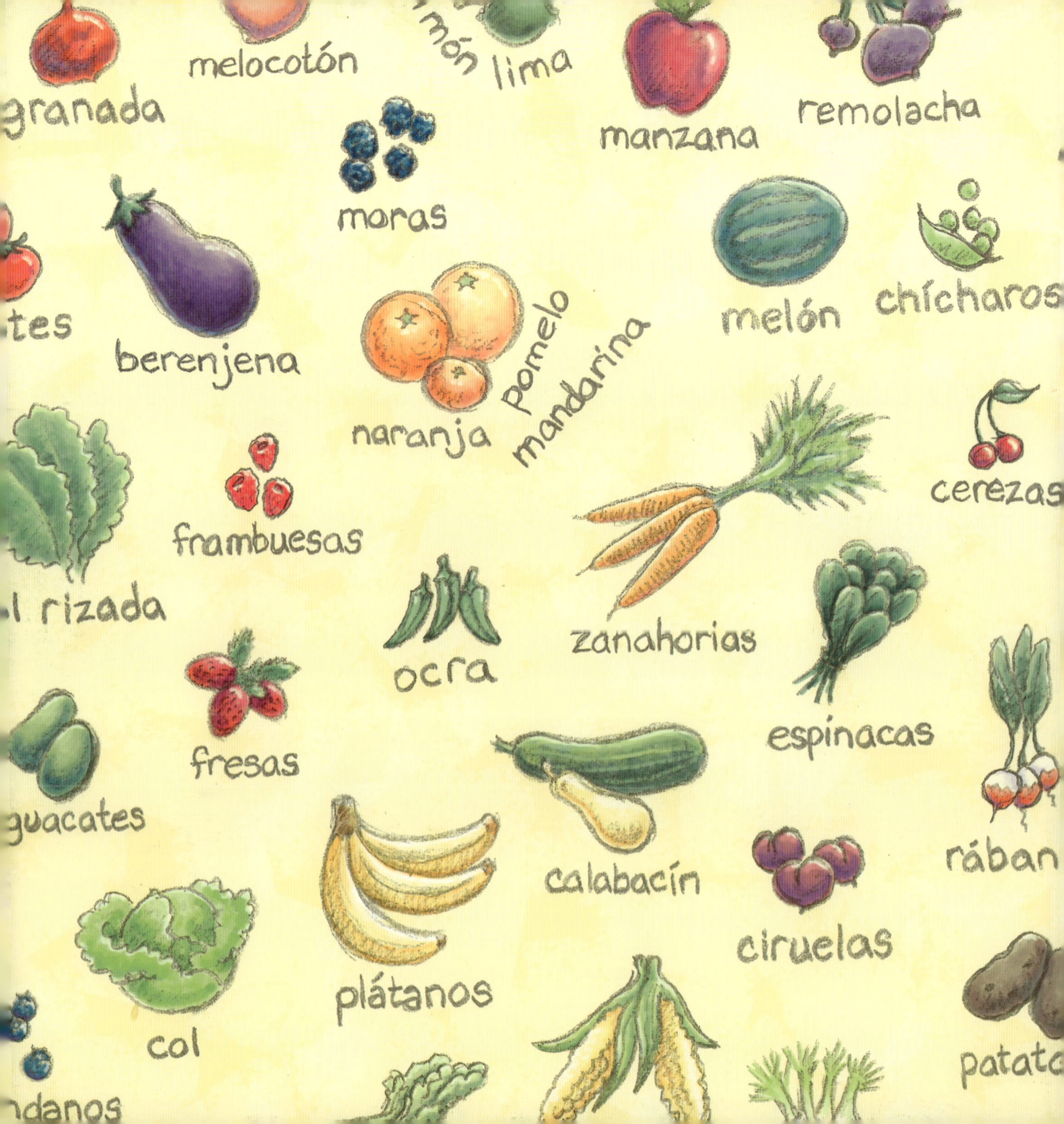

melocotón
món
lima
granada
manzana
remolacha
moras
tes
berenjena
pomelo
mandarina
naranja
melón
chícharos
cerezas
frambuesas
l rizada
ocra
zanahorias
fresas
espinacas
guacates
calabacín
rában
ciruelas
plátanos
col
ndanos
patata

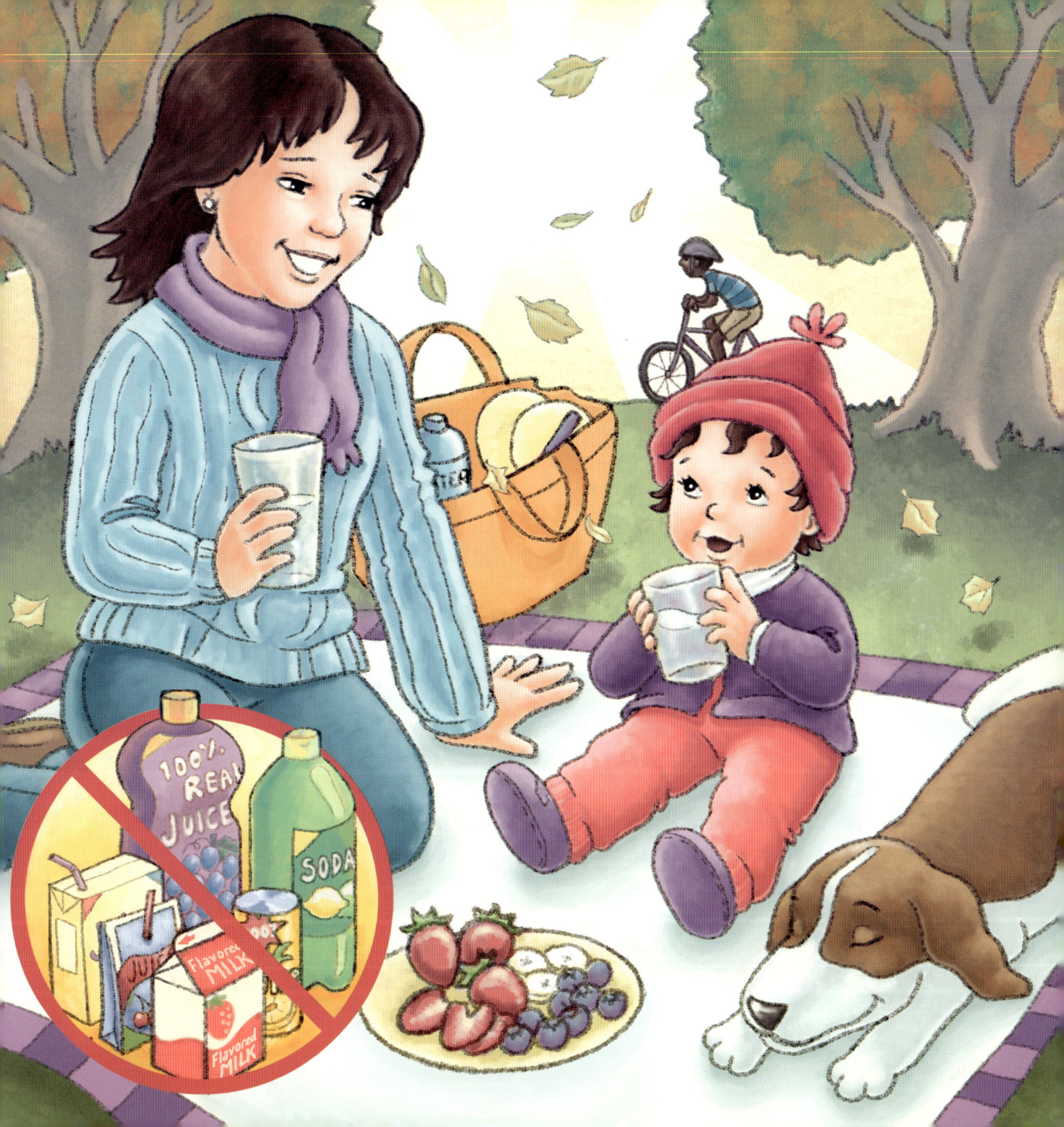
100% REAL JUICE
SODA
Flavored MILK
Flavored MILK

"Aquí hay un vaso para ti."
"¿Gua, gua?" preguntó Maya.
"¡Por supuesto!
El agua es lo mejor para
mis cachorritos en crecimiento."

Consejos para los padres

Las mejores bebidas para su hijo(a) son el agua y la leche, no los jugos ni las bebidas azucaradas. El agua es naturalmente libre de azúcar y lo mejor para saciar la sed e hidratar el cuerpo. La leche aporta nutrientes necesarios para el desarrollo y el crecimiento saludables.

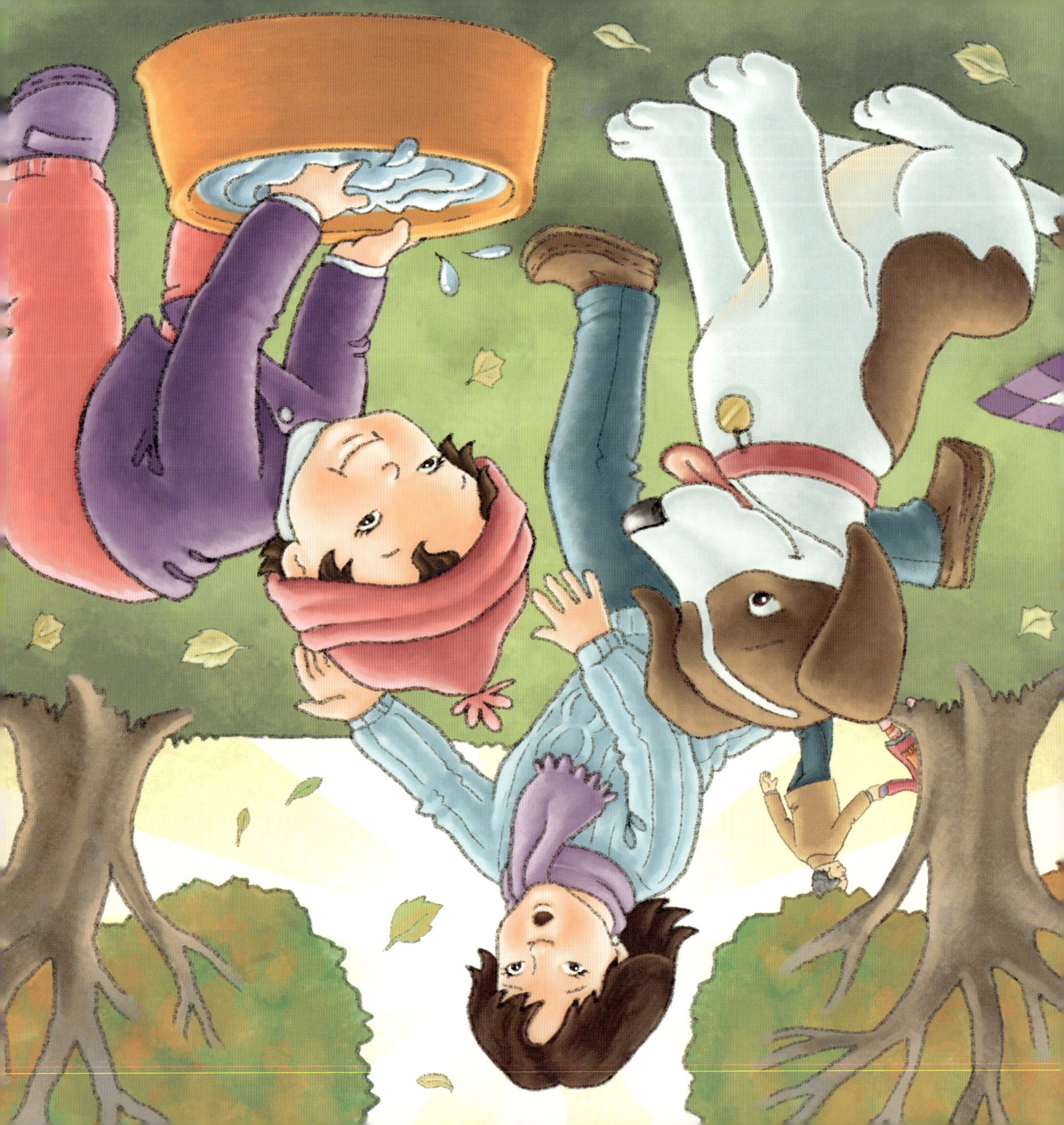

Maya casi lo mismo hizo.
"¡Maya, no!" dijo su mamá.

Consejos para los padres

A los 12 meses, el agua debe ser una fuente principal de hidratación además de la leche. Asegúrese de enseñar a su hijo(a) a tomar agua de un vaso o taza.

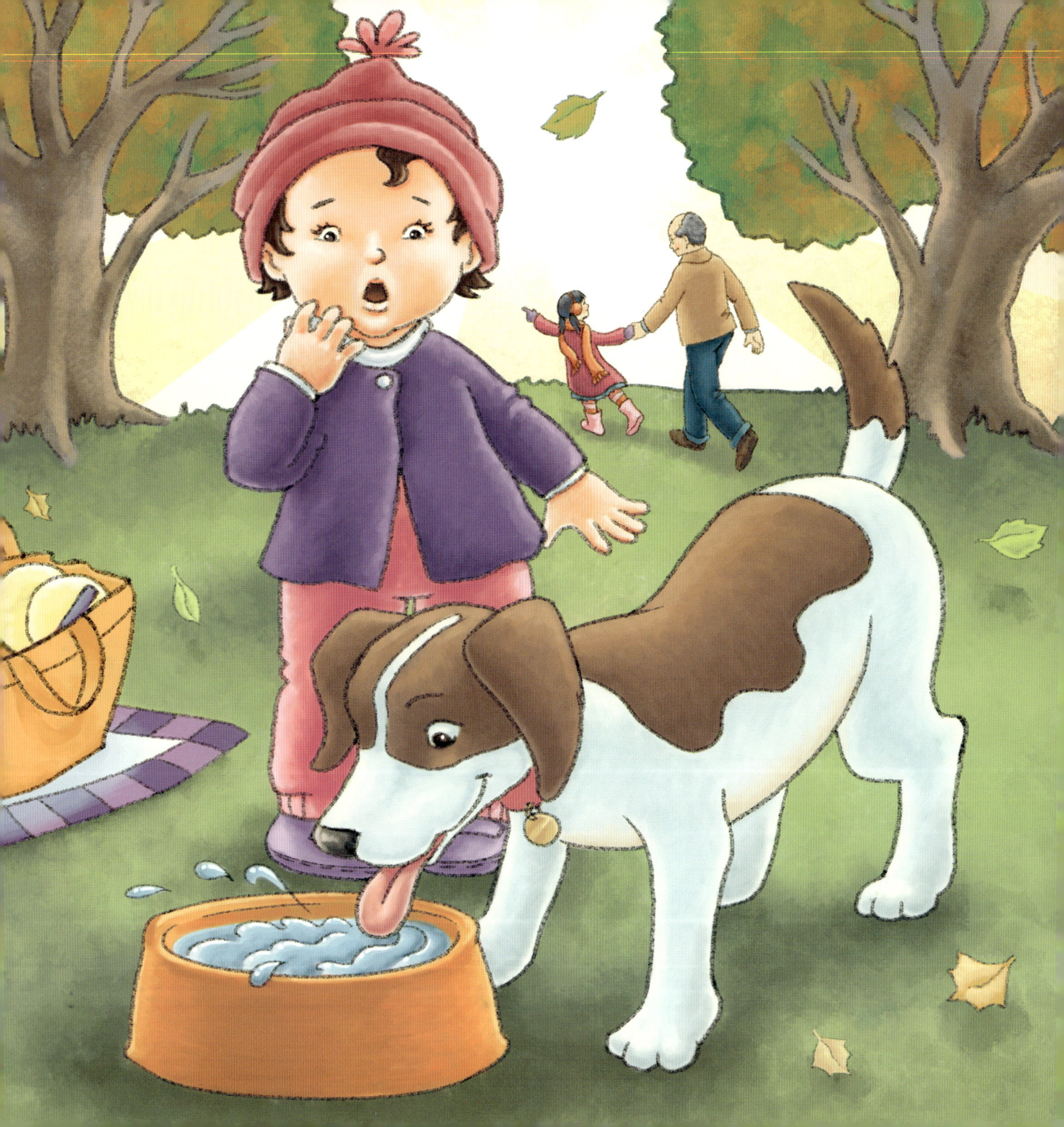

Todo ese jugueteo hizo
que a Bernie le diera sed.
De manera que él
sorbió, sorbió y sorbió
de su tazón de agua.

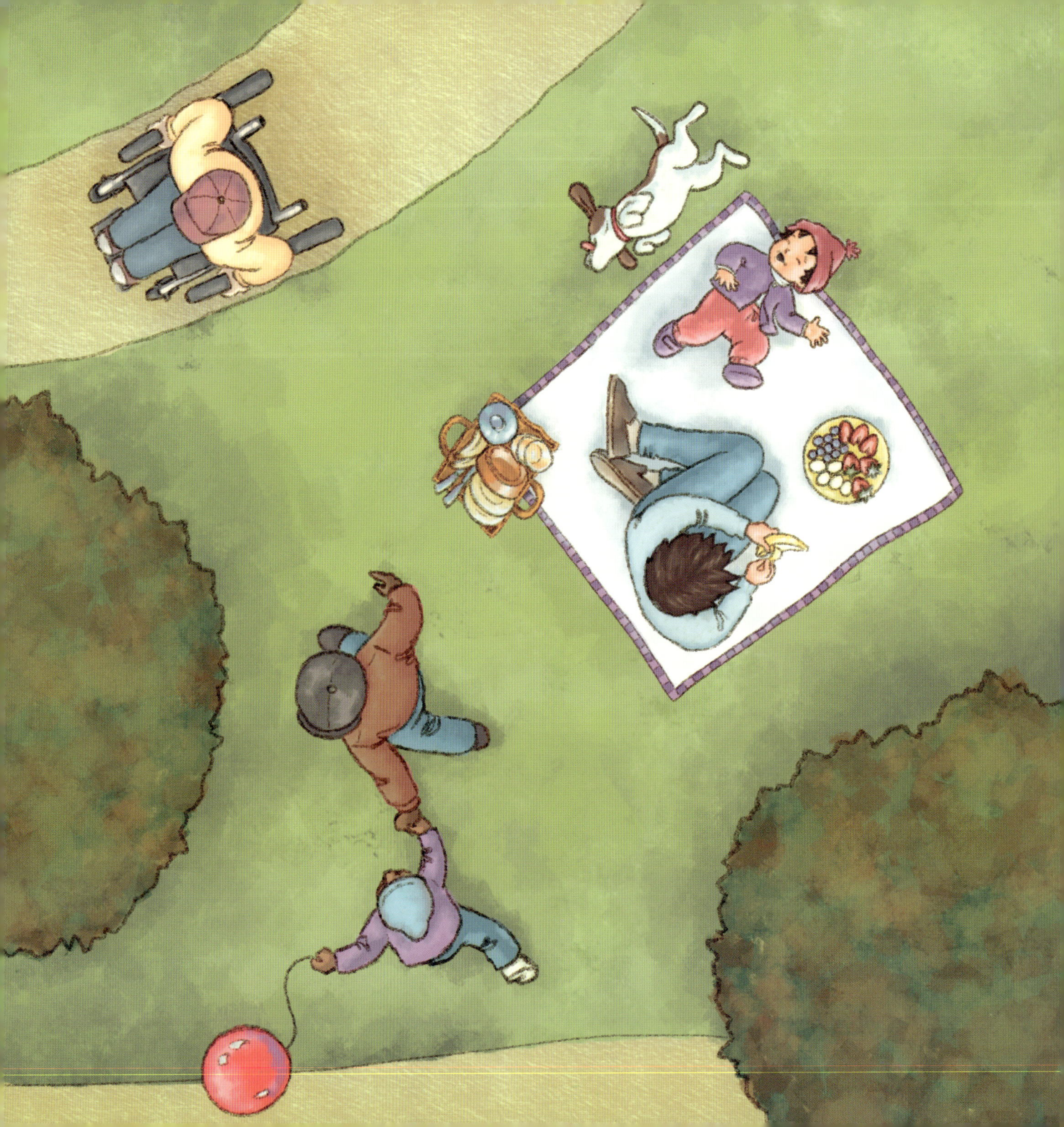

Mientras mamá preparaba frutas
y verduras frescas para el almuerzo,
Bernie se revolcaba en el verde césped.
Maya lo hacía también.

Consejos para los padres

Sirva frutas y verduras que sean fáciles de manejar para las manitos pequeñas. Sirva verduras suavemente cocidas, como zanahorias, calabaza y arvejas. Sirva frutas fáciles de comer, como arándanos, fresas en rodajas y plátanos.

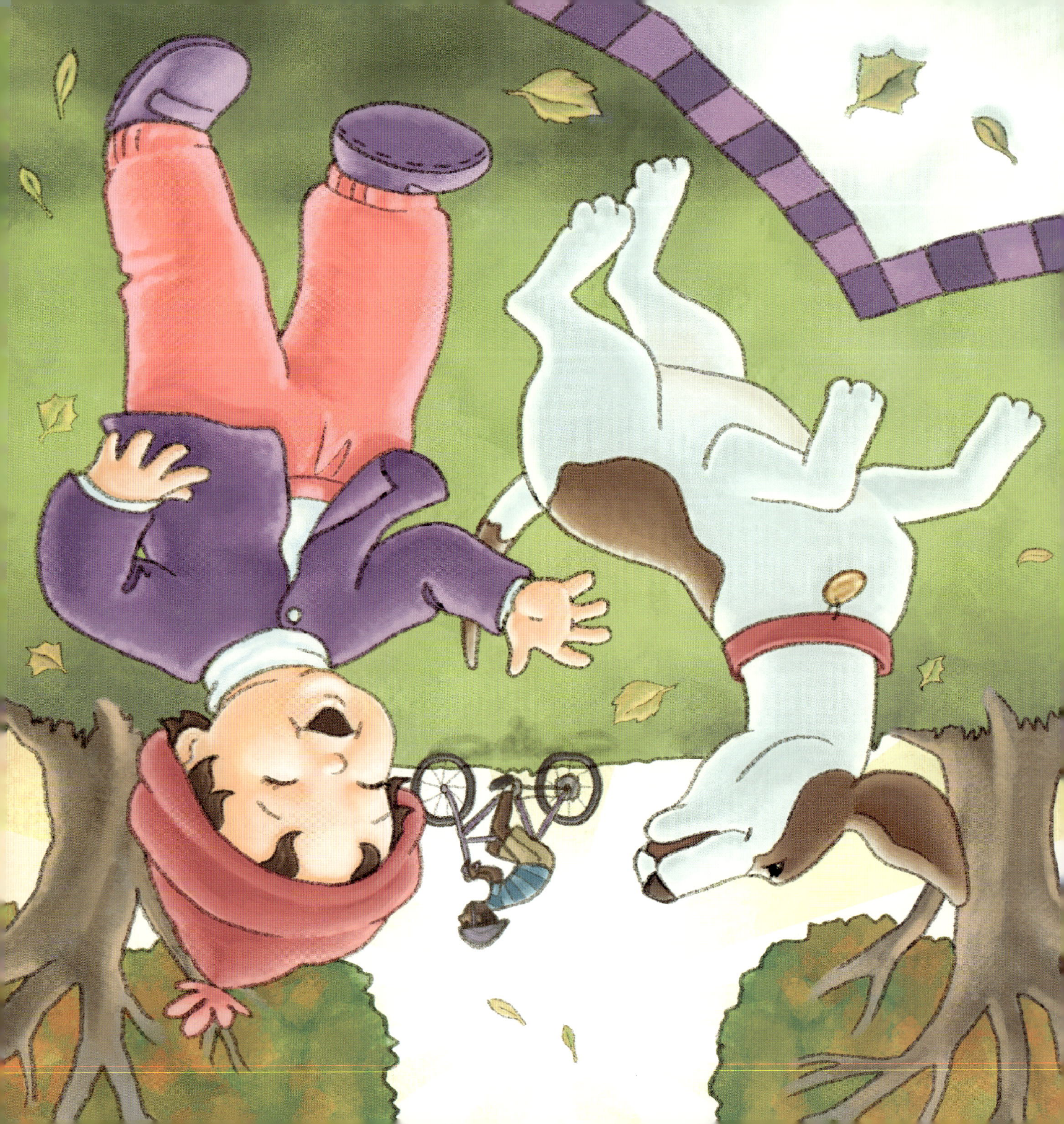

Bernie estaba tan emocionado
que saltaba, brincaba y corría
en círculos persiguiéndose el rabo.
Maya lo hacía también.

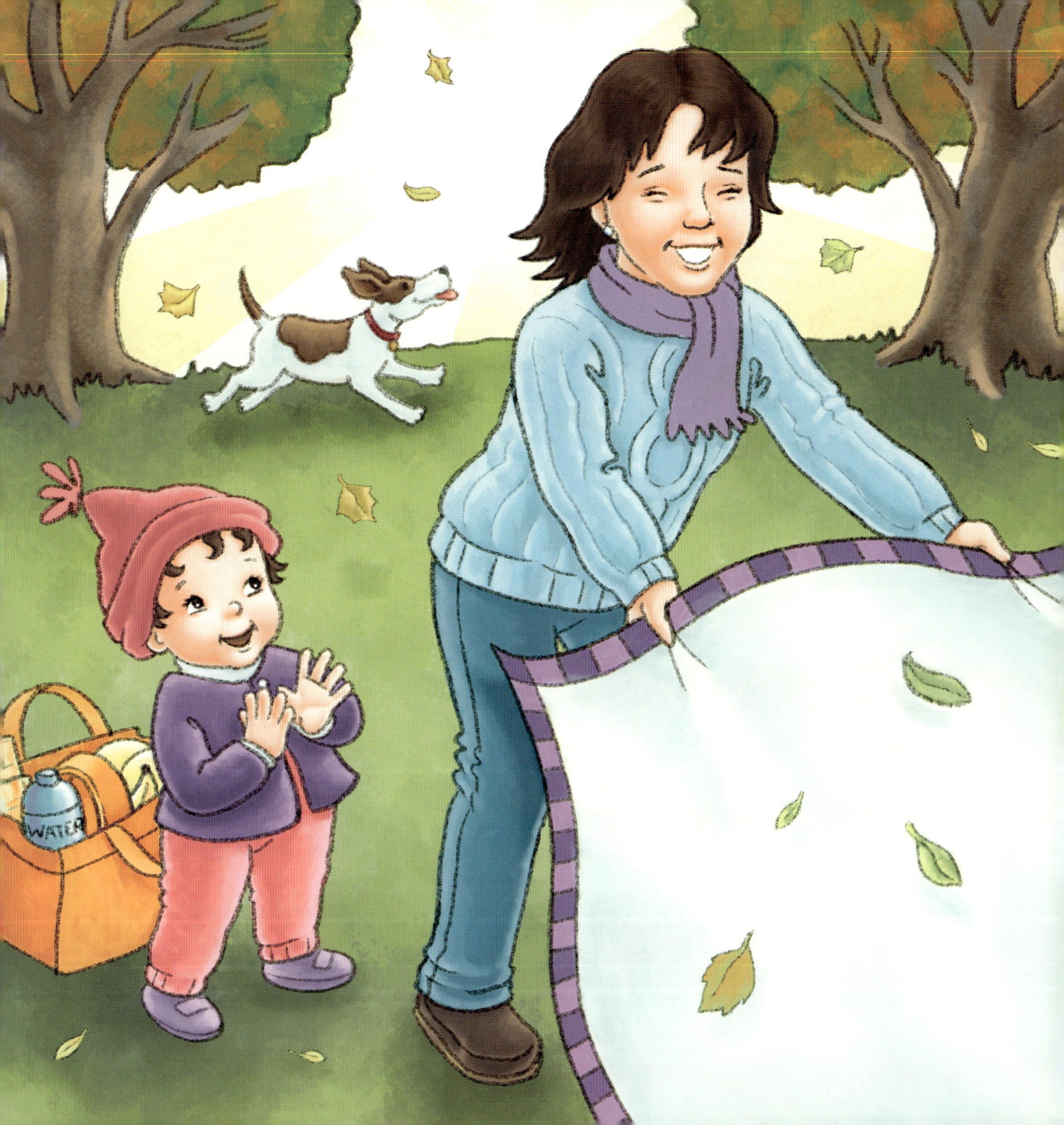
WATER

La mamá de Maya extendió
una manta en el parque.
"¡Hora del picnic!" dijo.

Consejos para los padres

Los bebés imitan a sus padres para aprender cómo hacer cosas nuevas. Asegúrese de dar un buen ejemplo comiendo muchas frutas y verduras y tomando agua en lugar de jugos, gaseosas u otras bebidas azucaradas.

Children's Healthcare of Atlanta lanzó Strong4Life[SM] para ayudar a los padres a inspirar a sus hijos a comer saludablemente y hacer actividades físicas con consejos fáciles de poner en práctica y con la asesoría de nuestros médicos, nutricionistas y expertos en bienestar. Children's se enorgullece de colaborar con PNC en esta serie de libros infantiles, los cuales fueron desarrollados como herramientas educativas para que los nuevos padres aprendan más sobre cómo inculcar hábitos saludables desde la temprana edad.

Visite la página de Internet (en Inglés) Strong4Life.com para obtener consejos prácticos útiles para que sus hijos se alimenten saludablemente y hagan más actividad física a cualquier edad. Para consejos de salud personalizados para niños de cero a 18 meses de edad, visite choa.org/newparents.

Consejos para los padres

La información debajo de esta casilla es para padres y cuidadores, y aparecerá a lo largo de todo el libro. El contenido en los Consejos para los padres brindará sugerencias que los ayudarán a usted y a su familia a adoptar hábitos saludables.

Impreso en los Estados Unidos de América
ISBN # 978-0-9860403-8-2
1ª edición

Children's Healthcare of Atlanta
STRONG4LIFE
1600 Tullie Circle, NE
Atlanta, Georgia 30329

Proyecto financiado por
PNC

La pequeña Maya a los 12 meses

Picnic en el parque

escrito e ilustrado por

Elizabeth O. Dulemba

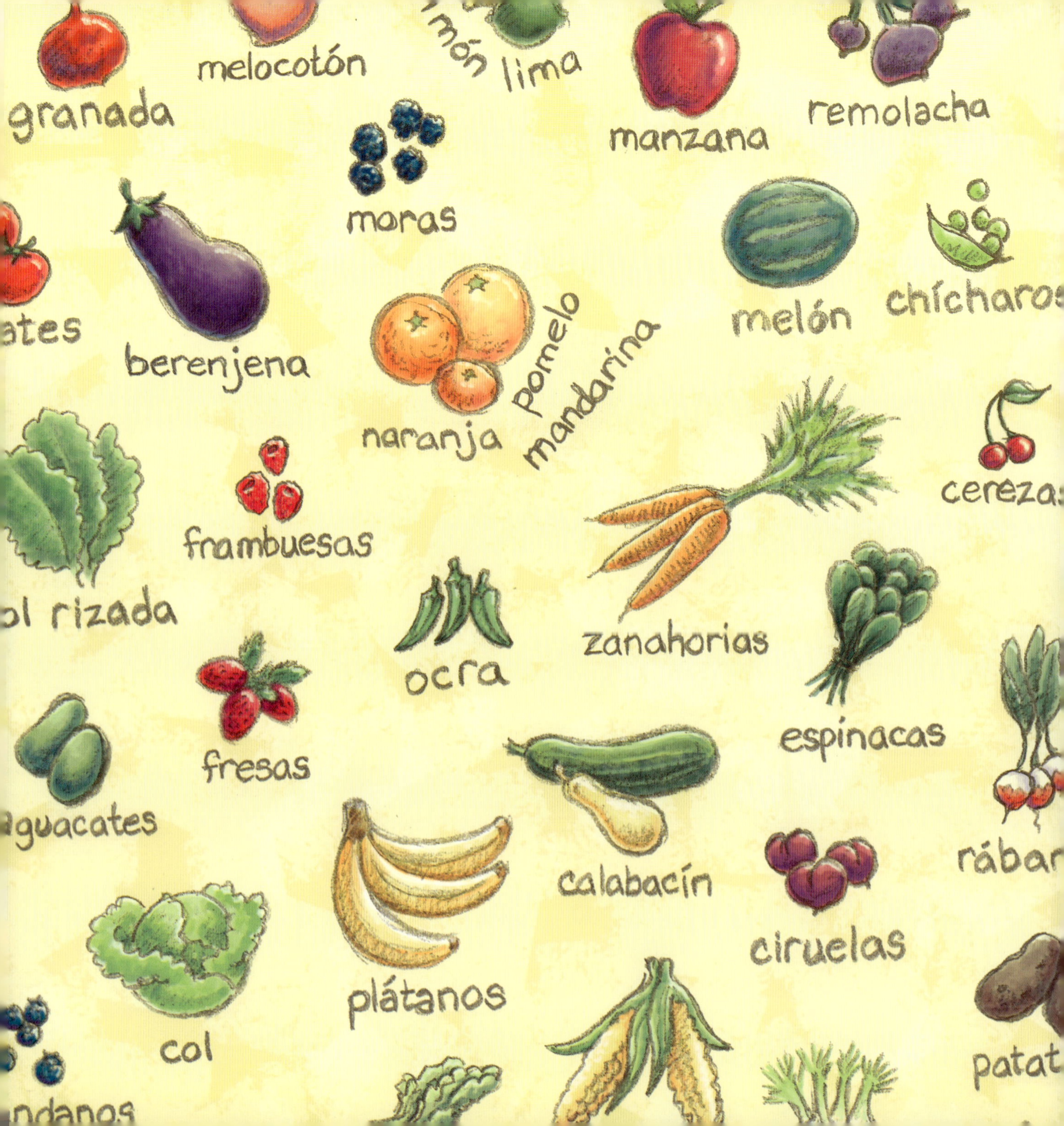

melocotón
món
lima
granada
remolacha
manzana
moras
chícharos
melón
ates
berenjena
pomelo
mandarina
naranja
cerezas
frambuesas
ol rizada
zanahorias
ocra
espinacas
fresas
aguacates
rábar
calabacín
ciruelas
plátanos
col
patat
ndanos

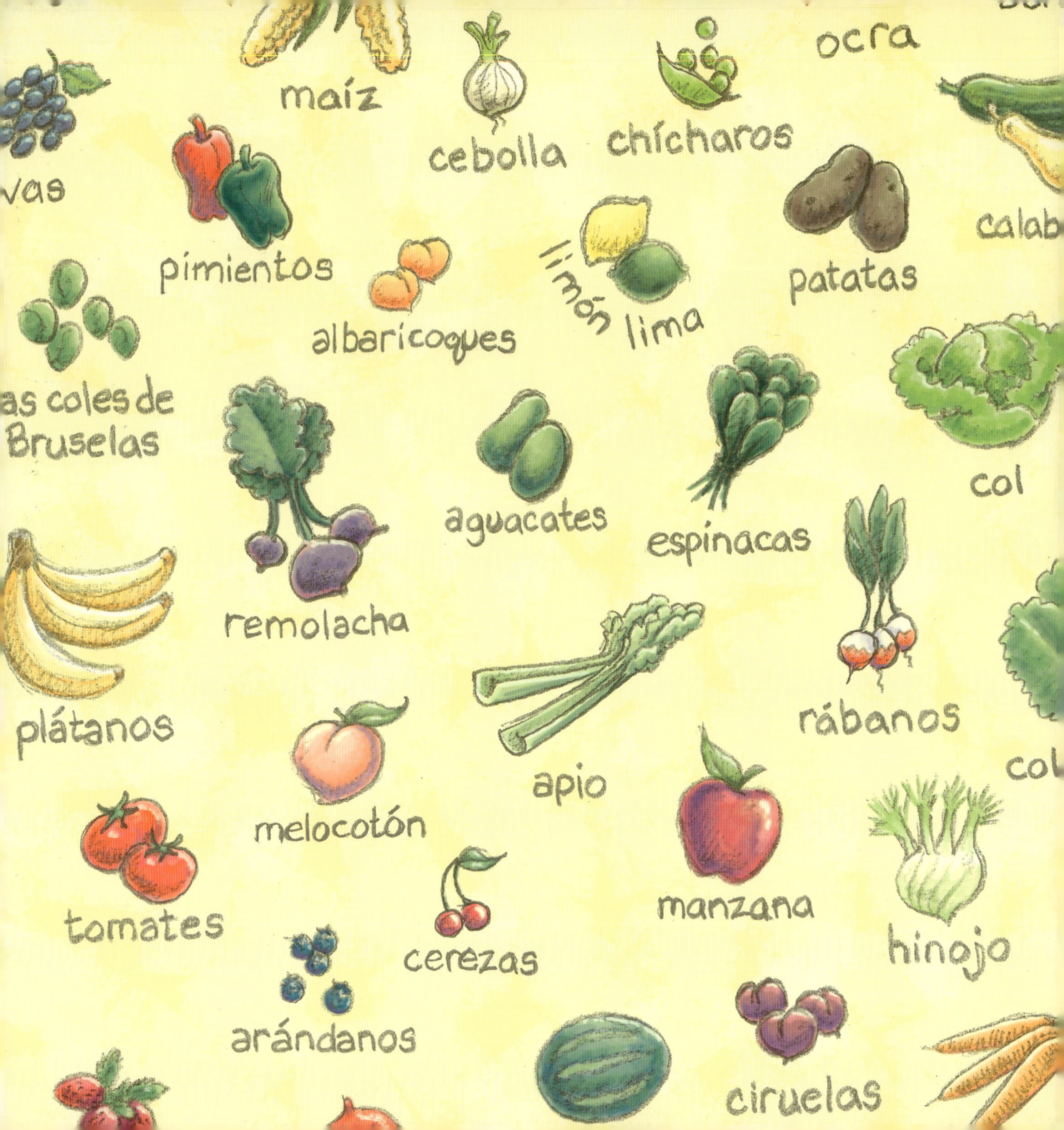

maíz
cebolla
chícharos
ocra
vas
pimientos
limón lima
patatas
calab
albaricoques
as coles de Bruselas
col
aguacates
espinacas
remolacha
plátanos
rábanos
apio
col
melocotón
manzana
tomates
cerezas
hinojo
arándanos
ciruelas